Asma Mensi

O PAPEL DO ENFERMEIRO NA SALA DE ENDOSCOPIA DIGESTIVA

Asma Mensi

O PAPEL DO ENFERMEIRO NA SALA DE ENDOSCOPIA DIGESTIVA

ScienciaScripts

Imprint

Any brand names and product names mentioned in this book are subject to trademark, brand or patent protection and are trademarks or registered trademarks of their respective holders. The use of brand names, product names, common names, trade names, product descriptions etc. even without a particular marking in this work is in no way to be construed to mean that such names may be regarded as unrestricted in respect of trademark and brand protection legislation and could thus be used by anyone.

Cover image: www.ingimage.com

This book is a translation from the original published under ISBN 978-620-6-70655-7.

Publisher:
Sciencia Scripts
is a trademark of
Dodo Books Indian Ocean Ltd. and OmniScriptum S.R.L publishing group

120 High Road, East Finchley, London, N2 9ED, United Kingdom
Str. Armeneasca 28/1, office 1, Chisinau MD-2012, Republic of Moldova, Europe
Printed at: see last page
ISBN: 978-620-7-77154-7

ÍNDICE

INTRODUÇÃO

A endoscopia, também designada por fibroscopia digestiva, é um exame médico imagiológico que permite visualizar e explorar o interior do tubo digestivo através de um cabo flexível introduzido pela boca ou pelo ânus e equipado com um sistema de iluminação e uma câmara de vídeo miniaturizada. Este exame, efectuado para fins de diagnóstico ou terapêuticos, requer geralmente uma anestesia geral ligeira e uma curta estadia no hospital. Existem dois tipos de endoscopia digestiva: a endoscopia digestiva alta e a endoscopia digestiva baixa (ou colonoscopia) [1].

A endoscopia gastrointestinal alta permite observar a parte superior do sistema digestivo, ou seja, o esófago, o estômago e o duodeno. É também conhecida como endoscopia gastroduodenal ou fibroscopia gastroduodenal. O exame é efectuado com o estômago vazio, sob anestesia local ou geral, utilizando um endoscópio. Este instrumento é por vezes utilizado para recolher uma amostra, remover um tumor ou um corpo estranho ou coagular vasos sanguíneos[2].

A endoscopia do trato digestivo inferior, mais conhecida por colonoscopia, é um exame que permite observar ou intervir no interior do cólon e do reto. Este exame é prescrito pelo médico assistente quando o doente se queixa de sintomas digestivos como diarreia, dores persistentes ou presença de sangue nas fezes. Pode também ser solicitado para detetar ou remover uma lesão cancerosa ou pré-cancerosa. Em França, são realizadas mais de um milhão de colonoscopias por ano[3].

Todos os procedimentos endoscópicos, quer sejam de diagnóstico ou terapêuticos, assentam numa parceria entre gastroenterologistas e enfermeiros de endoscopia. Os enfermeiros de endoscopia devem ser hábeis na destreza e no controlo, e capazes de antecipar as diferentes etapas do exame. Devem receber uma formação inicial e contínua específica para dominar as diferentes técnicas de endoscopia. [4]

Questões

Os enfermeiros são responsáveis pela qualidade e segurança dos cuidados de enfermagem prestados ao doente no período que antecede a endoscopia digestiva, durante e após o procedimento, bem como na desinfeção e manutenção do equipamento médico. Devem possuir os conhecimentos, a formação e a experiência necessários para prestar assistência durante a endoscopia digestiva.

Devem ser competentes e capazes de detetar qualquer anomalia e de avisar rapidamente o médico. Devem também saber prestar os cuidados necessários a um doente que se depara com possíveis complicações, como perfuração, hemorragia ou coleperitoneu. O doente pode ter diarreia, tensão arterial baixa ou dores intensas.

Perante estes dados, e dada a importância do papel do enfermeiro na preparação e realização da endoscopia digestiva. Optámos por explorar esta temática com o objetivo de avaliar o papel do enfermeiro na sala de endoscopia digestiva e identificar as dificuldades e problemas que podem ser encontrados ao participar na realização desta técnica.

As questões de investigação que temos de colocar são as seguintes:

- O enfermeiro possui conhecimentos teóricos e práticos suficientes em matéria de endoscopia digestiva?
- Existem dificuldades que possam afetar a qualidade dos cuidados de enfermagem prestados durante uma endoscopia digestiva?
- Que soluções podem ser previstas para otimizar a qualidade dos cuidados de enfermagem prestados durante a endoscopia digestiva?

O objetivo geral do nosso trabalho é avaliar o papel do enfermeiro na sala de endoscopia digestiva e identificar as dificuldades e obstáculos que podem influenciar a qualidade dos cuidados de enfermagem prestados durante este procedimento e apresentar sugestões para melhorar a qualidade.

Os nossos objectivos específicos são os seguintes:

- Avaliação do papel do enfermeiro na sala de endoscopia digestiva ;
- Identificar as dificuldades e os obstáculos que podem afetar a qualidade dos cuidados de enfermagem prestados com esta técnica;
- Apresentar sugestões para melhorar a qualidade dos cuidados de enfermagem.

MATERIAIS E MÉTODOS

1. TIPO DE ESTUDO

No âmbito do nosso projeto de fim de curso, realizámos um estudo descritivo, quantitativo e transversal a uma amostra de enfermeiros que trabalham em unidades de endoscopia digestiva, com o objetivo de analisar o papel do enfermeiro na sala de endoscopia digestiva, identificar as dificuldades e obstáculos que podem influenciar a qualidade dos cuidados de enfermagem prestados durante este procedimento e apresentar sugestões para melhorar a qualidade.

2. ÁREA DE ESTUDO

O nosso estudo foi efectuado nas salas de endoscopia do :

- Serviço de Gastrologia do Centro Hospitalar Universitário Charles Nicolle
- Serviço de Gastrologia do Centro Hospitalar Universitário de Rabta

3. DURAÇÃO DO ESTUDO

O estudo realizado nos serviços supracitados decorreu de 12 de fevereiro a 19 de maio de 2023.

4. A POPULAÇÃO-ALVO DO NOSSO ESTUDO

À partida, queríamos que o nosso estudo chegasse ao maior número possível de enfermeiros, com um mínimo de 40, mas dadas as limitações de tempo e de disponibilidade dos enfermeiros, só nos foi possível distribuir 20 questionários.

5. CRITÉRIOS DE INCLUSÃO

Estão incluídos na nossa população, todos os enfermeiros que trabalham os dias das nossas passagens nos serviços de gastrologia acima citados sem distinção de categoria, género ou antiguidade.

6. CRITÉRIOS DE NÃO-INCLUSÃO

Os técnicos superiores, os auxiliares de enfermagem e os estudantes estagiários não estão incluídos na nossa população.

7. FERRAMENTA DE RECOLHA DE DADOS

As informações foram recolhidas através de um questionário auto-administrado administrado aos enfermeiros que aceitaram participar no nosso estudo. O nosso questionário foi redigido em francês e era composto por 26 perguntas.

- 5 questões relativas à identificação dos enfermeiros ;
- 7 questões sobre conhecimentos teóricos de endoscopia digestiva;
- 10 sobre conhecimentos práticos
- 2. Perguntas sobre as dificuldades encontradas.
- 2 perguntas sobre a formação contínua.

8. O INQUÉRITO

No âmbito de um pré-inquérito, observámos e entrevistámos 4 enfermeiros que trabalham no serviço de gastrologia do Hospital Universitário Charles Nicolle, a fim de verificar se existiam lacunas ou perguntas mal redigidas.

9. FERRAMENTAS DE PROCESSAMENTO DE DADOS

Utilizámos o Microsoft Office Excel 2019 para interpretar e analisar as informações recolhidas.

As representações gráficas e tabulares foram produzidas utilizando o mesmo software Microsoft Office Excel.

10. CONSIDERAÇÕES ÉTICAS

Começámos por pedir o acordo e o consentimento dos enfermeiros que trabalham nos serviços escolhidos.

Do mesmo modo, explicámos a todos os enfermeiros que aceitaram participar no nosso inquérito que as informações seriam tratadas de forma confidencial e que o seu anonimato seria respeitado.

11. AS DIFICULDADES ENCONTRADAS

Não encontrámos dificuldades, exceto a recusa de alguns enfermeiros em participar no nosso inquérito e a falta de tempo, que nos impediu de atingir o número desejado de enfermeiros.

RESULTADOS

IDENTIFICAR A POPULAÇÃO-ALVO

1.   Género :

Dois terços da nossa população (67%) são mulheres, com uma relação de género de 0,49.

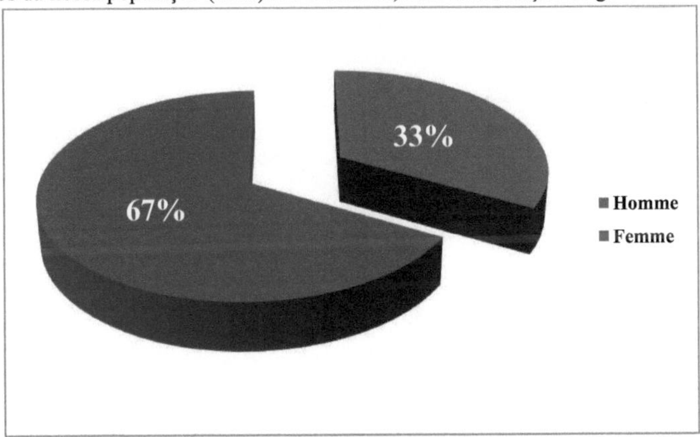

Gráfico 1: Repartição por género

2.   Idade :

Um terço da nossa população (33%) tem entre 41 e 50 anos.

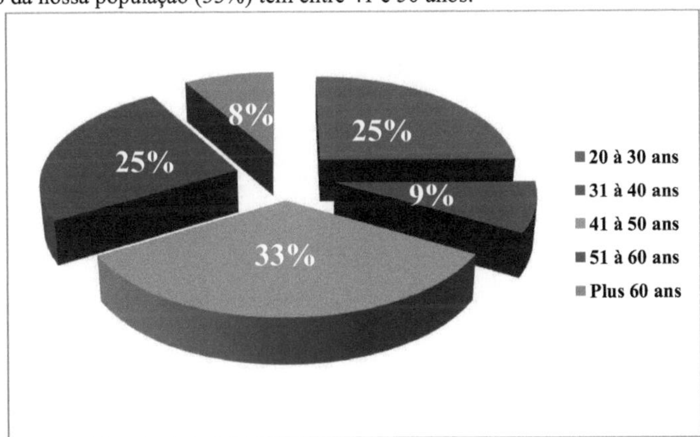

Figura 2: Repartição por idade

3.   Grau

Metade da nossa população (50%) tem o grau de enfermeiro principal.

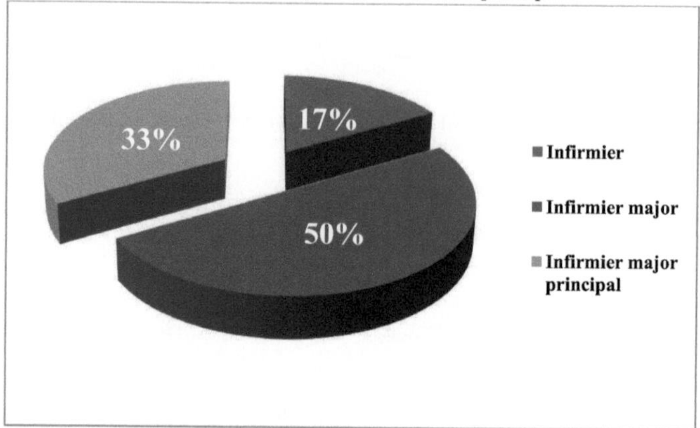

Figura 3: Repartição por grau

4.   Antiguidade na profissão de enfermeiro

Três quartos da nossa população (75%) estão connosco há mais de 5 anos

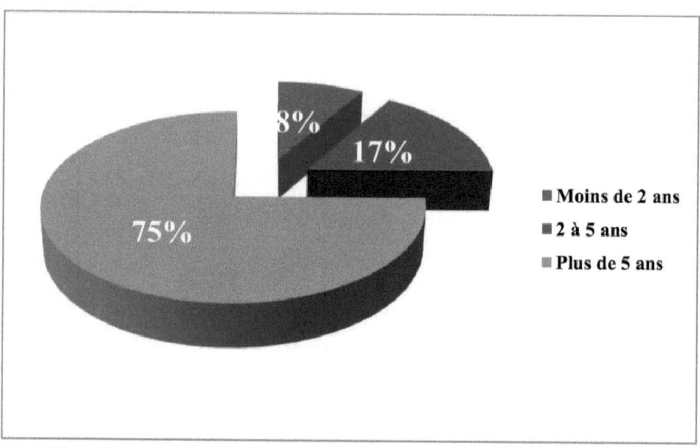

Figura 4: Repartição por antiguidade na profissão de enfermeiro

5.   Tempo de serviço no departamento atual

Quarenta e dois por cento da nossa população está na sua empresa atual há mais de 5 anos.

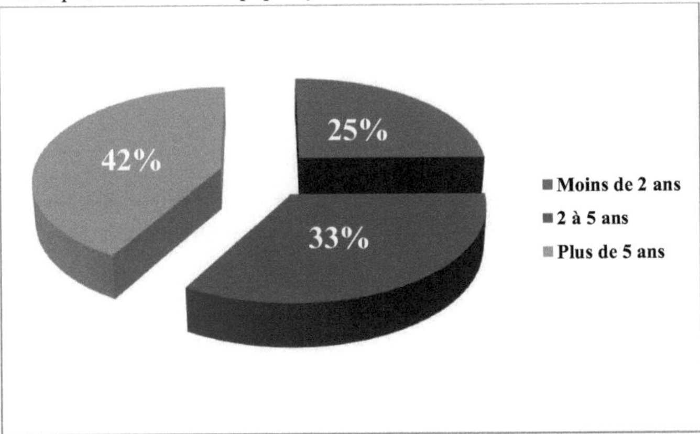

Figura 5: Repartição por tempo de serviço no departamento atual

CONHECIMENTOS TEÓRICOS

6.   Formação específica em endoscopia digestiva

Dois terços da nossa população indicam ter recebido formação específica em endoscopia digestiva.

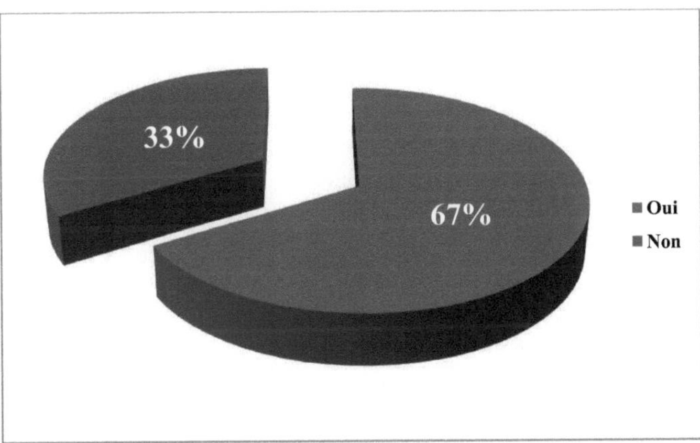

Figura 6: Distribuição de acordo com a formação específica em endoscopia
digestiva

7. Tipo de formação recebida

Sessenta e dois por cento da nossa população indica que a sua formação em endoscopia digestiva provém do ensino básico (formação de base).

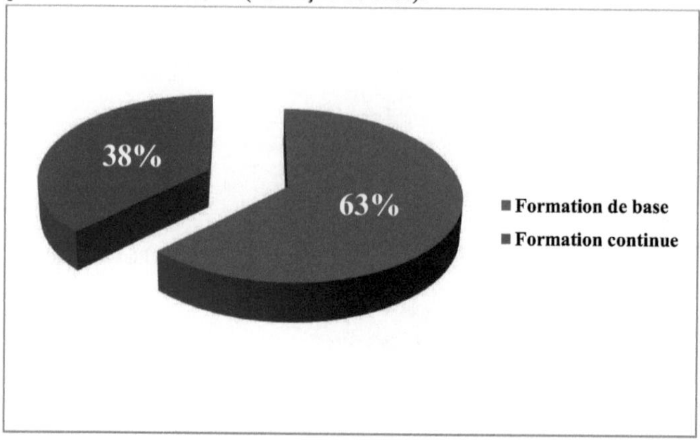

Figura 7: Repartição por tipo de formação recebida

8. Definição de endoscopia digestiva

40% dos enfermeiros inquiridos deram respostas falsas sobre a definição de endoscopia

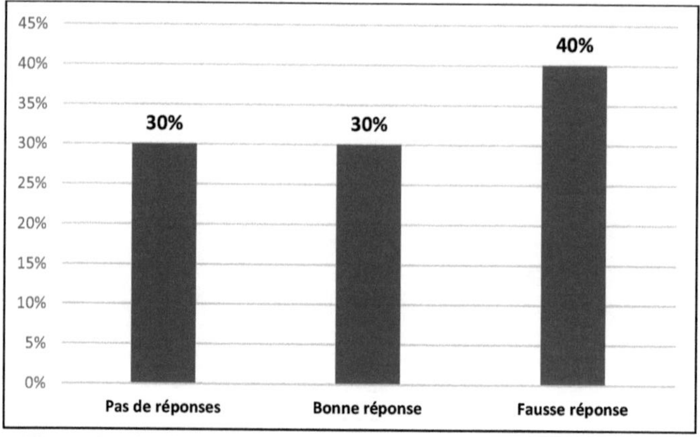

Figura 8: Distribuição de acordo com o conhecimento da definição de endoscopia

9.   Os diferentes tipos de endoscopia digestiva

Uma maioria de 98% citou a fibroscopia

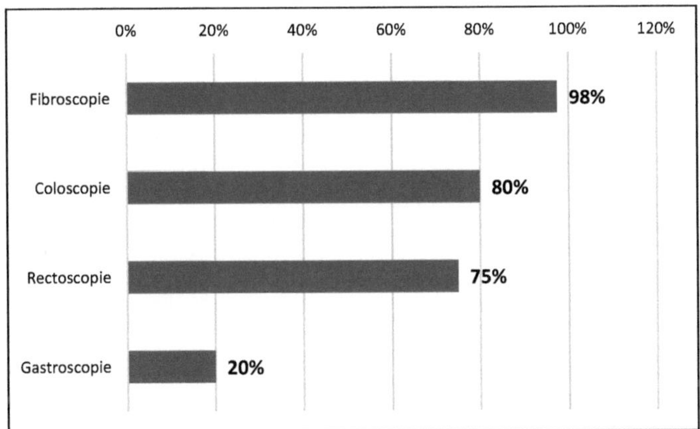

Figura 9: Distribuição de acordo com o conhecimento dos diferentes tipos de
endoscopia **digestiva**

10.   Principais indicações para a endoscopia digestiva alta

Entre as principais indicações para a realização de endoscopia digestiva alta, 92% da nossa
população referiu o diagnóstico e monitorização da hemorragia gastrointestinal e o
diagnóstico e monitorização de úlceras pépticas.

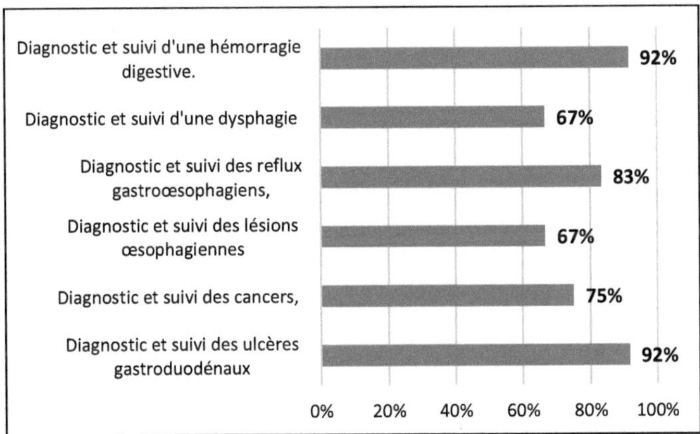

Figura 10: Distribuição de acordo com o conhecimento das principais
indicações para a endoscopia digestiva **alta**

11. As principais indicações para a endoscopia gastrointestinal baixa

Entre as indicações para a endoscopia digestiva baixa, 83% mencionaram o rastreio de factores de risco para tumores do cólon.

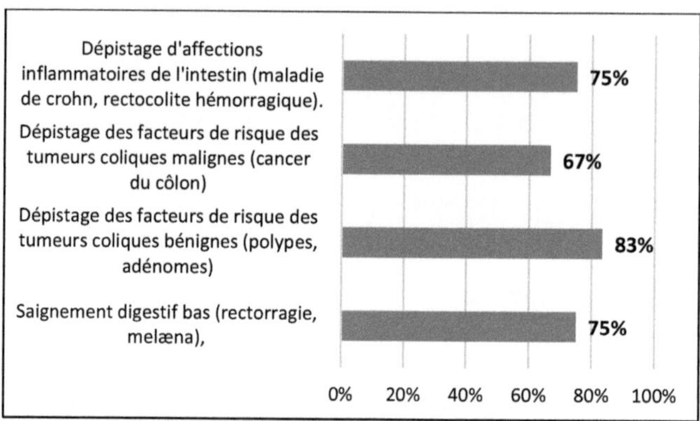

Figura 11: Repartição por principais indicações para a endoscopia digestiva baixa

12. Os principais riscos que podem surgir durante uma endoscopia digestiva

Entre os principais riscos que podem surgir durante a endoscopia digestiva, 75% citaram a perfuração da parede digestiva.

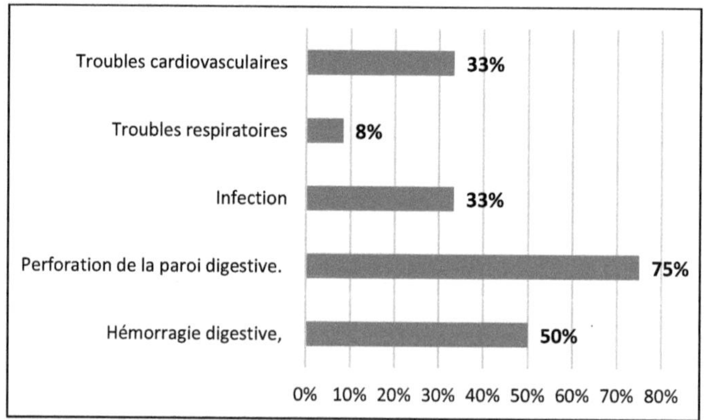

Figura 12: Distribuição de acordo com o conhecimento dos principais riscos que podem ocorrer durante a endoscopia **digestiva**

13. Actividades a realizar na sala de endoscopia digestiva

As actividades a realizar na sala de endoscopia digestiva são apresentadas no gráfico seguinte

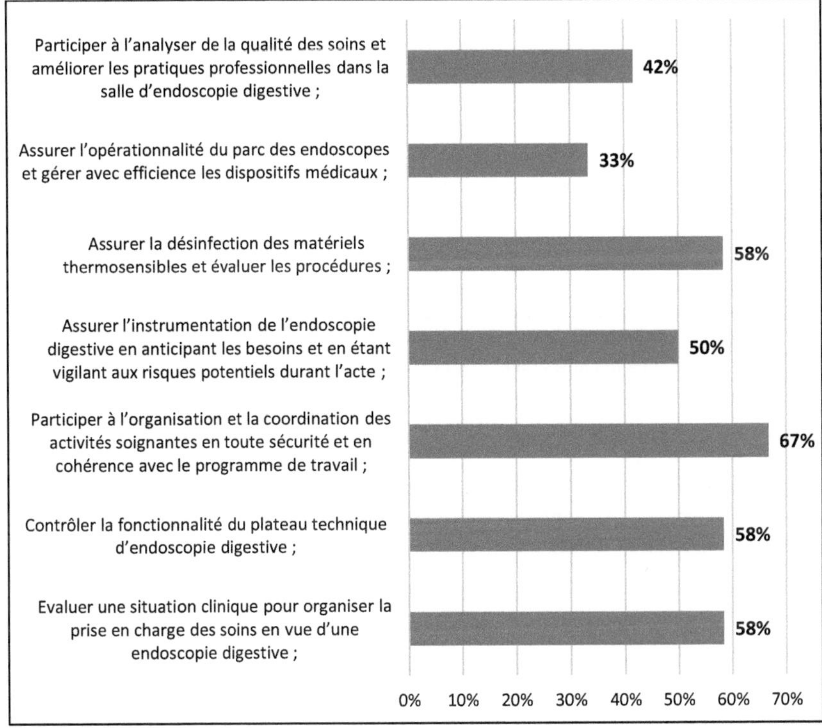

Figura 13: Repartição por actividades a realizar na sala de endoscopia digestiva

14.   Procedimentos de enfermagem a efetuar antes da endoscopia digestiva

Os passos a dar antes da realização de uma endoscopia digestiva estão indicados no quadro seguinte.

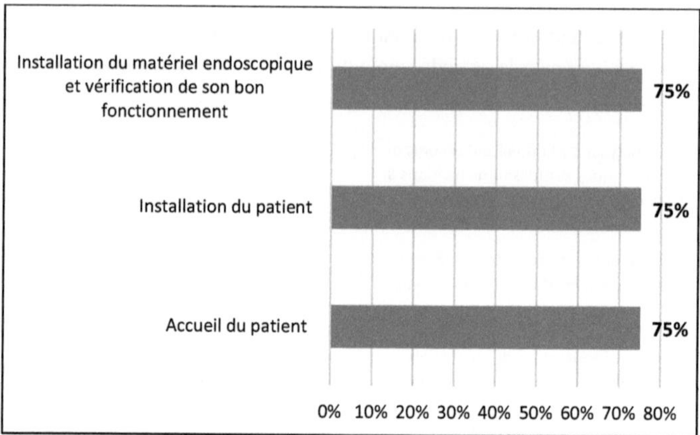

Figura 14: Repartição de acordo com os procedimentos de enfermagem que efectua antes de realizar uma endoscopia digestiva

15.   Procedimentos de enfermagem a efetuar durante a endoscopia digestiva

Os procedimentos de enfermagem a efetuar durante uma endoscopia digestiva são apresentados no quadro seguinte

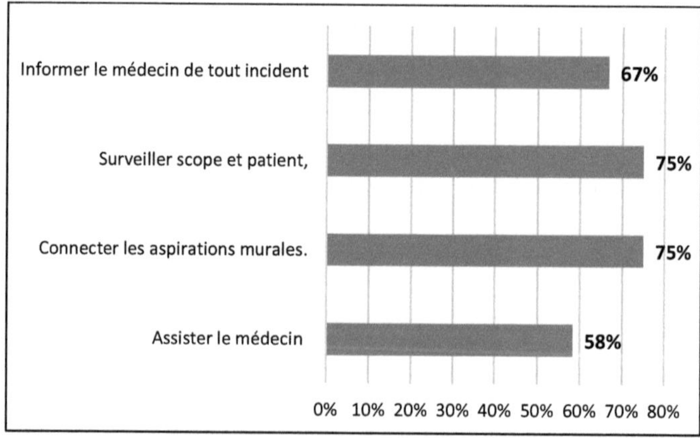

Figura 15: Repartição dos procedimentos de enfermagem a efetuar durante a endoscopia **digestiva**

16. Que procedimentos de enfermagem são efectuados após uma endoscopia digestiva?

Os procedimentos de enfermagem a efetuar após uma endoscopia digestiva são apresentados no quadro seguinte:

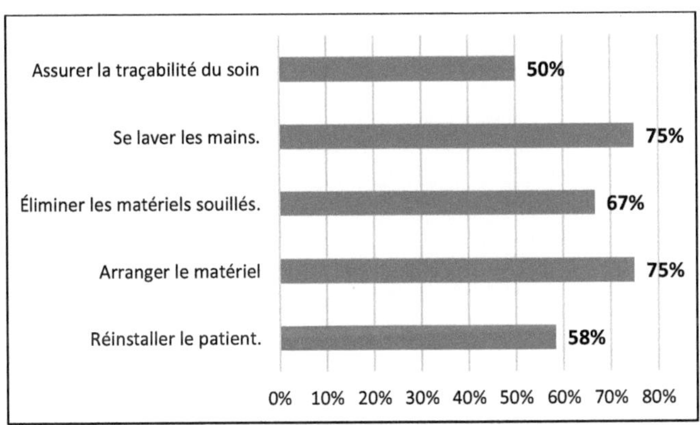

Gráfico 16: Distribuição de acordo com os procedimentos de enfermagem
a efetuar após uma endoscopia digestiva

17. Precauções gerais de higiene a observar aquando da realização de uma endoscopia digestiva?

As precauções gerais de higiene a observar aquando da realização de uma endoscopia digestiva são ilustradas no quadro seguinte

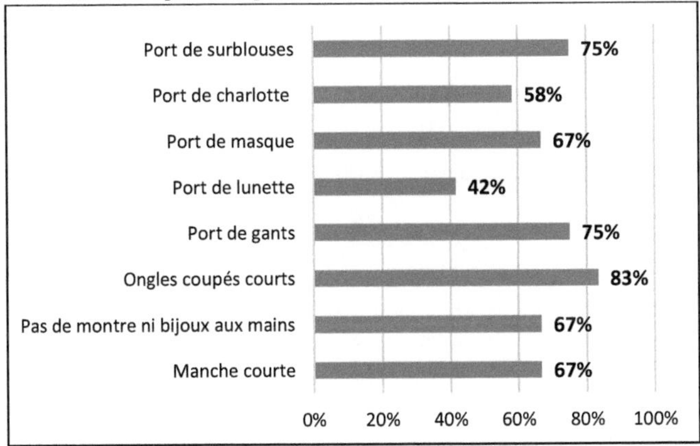

Figura 17: Distribuição de acordo com as precauções gerais de higiene a
observar quando se participa numa endoscopia digestiva

18. Desinfeção dos endoscópios na sala de endoscopia digestiva

Uma maioria de 83% dos enfermeiros afirma que desinfecta os endoscópios na sala de endoscopia.

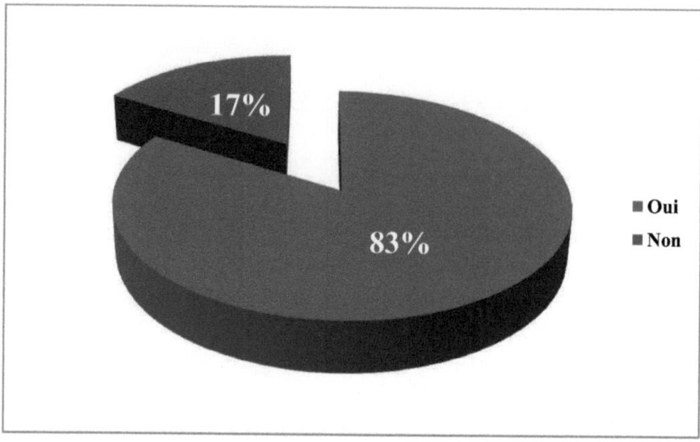

Figura 18: Repartição da desinfeção de endoscópios na sala de endoscopia **digestiva,** por tipo de desinfeção efectuada

19. Está familiarizado com os procedimentos de limpeza e desinfeção de endoscópios?

Uma maioria de 95% dos enfermeiros afirma conhecer os procedimentos de limpeza e desinfeção dos endoscópios

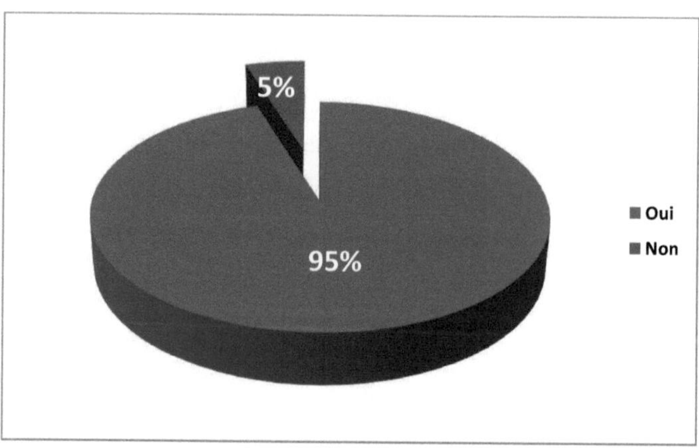

Figura 19: Distribuição de acordo com o conhecimento dos procedimentos de limpeza e desinfeção de endoscópios

20. Os diferentes procedimentos de limpeza e desinfeção dos endoscópios

Apenas 20% dos enfermeiros verificam a existência de fugas no endoscópio antes de o limparem e verificam-no antes de o guardarem.

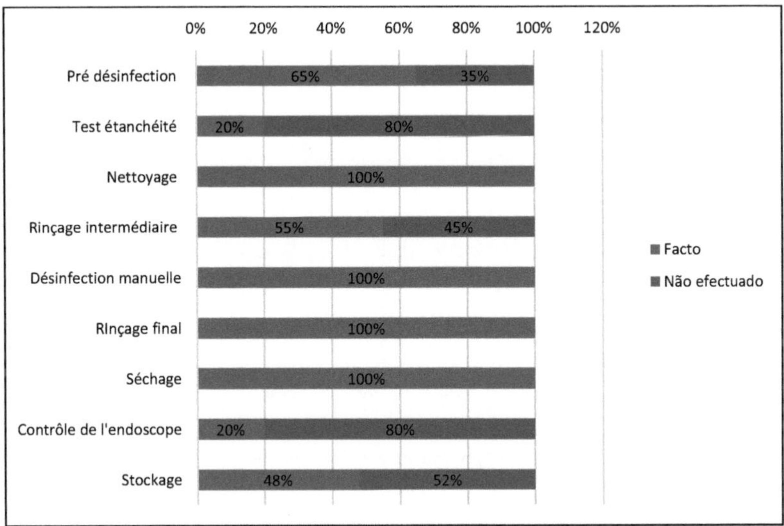

Figura 20: Repartição por procedimento de limpeza e desinfeção de endoscópios

21. Presença de dificuldades que influenciam a qualidade dos cuidados de enfermagem prestados durante a endoscopia digestiva

Uma maioria de 83% dos enfermeiros afirma ter-se deparado com dificuldades que influenciam a qualidade dos cuidados de enfermagem prestados durante uma endoscopia digestiva.

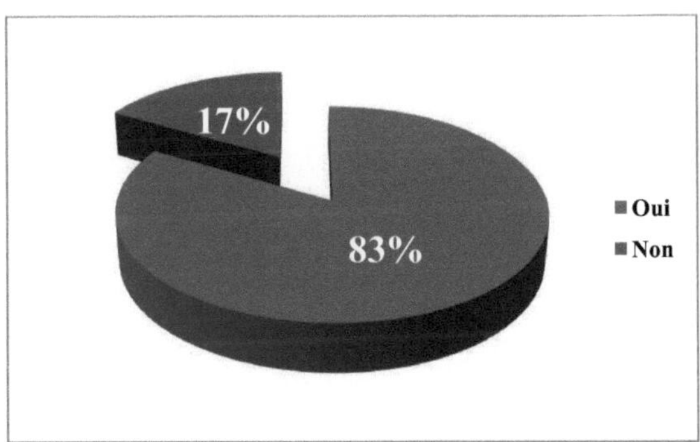

Figura 21: Distribuição de acordo com as dificuldades que influenciam a qualidade dos cuidados de enfermagem prestados durante uma endoscopia **digestiva**

22.   Tipo de dificuldades encontradas

A falta de pessoal e a sobrecarga de trabalho são as dificuldades mais referidas por 90% dos nossos enfermeiros.

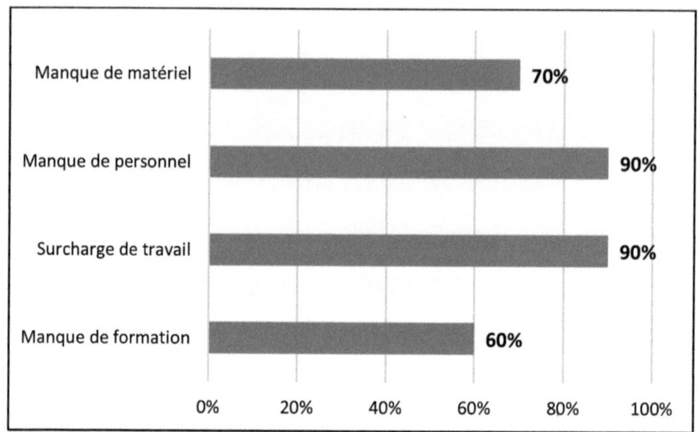

Figura 22: Repartição por tipo de dificuldade encontrada

NECESSIDADES DE FORMAÇÃO CONTÍNUA

23.   Necessidade de formação adicional em endoscopia digestiva

Três quartos dos nossos enfermeiros (75%) dizem que precisam de mais formação em endoscopia digestiva.

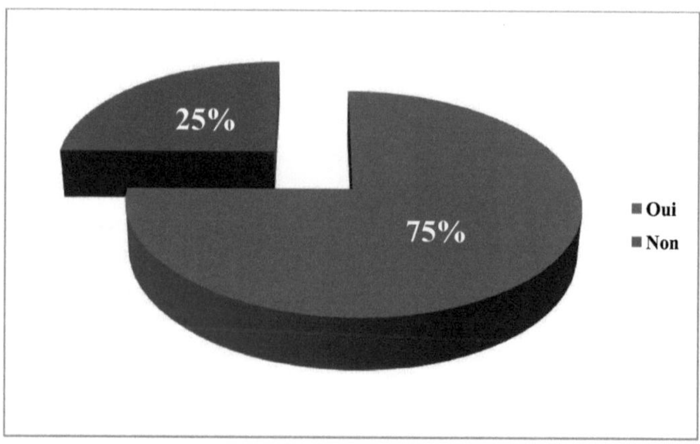

Figura 23: Distribuição por necessidade de formação adicional em endoscopia digestiva

24.   os temas em que gostaria de receber formação?

Pouco menos de metade dos enfermeiros inquiridos gostaria de participar em sessões de formação contínua sobre procedimentos de limpeza e desinfeção de equipamento.

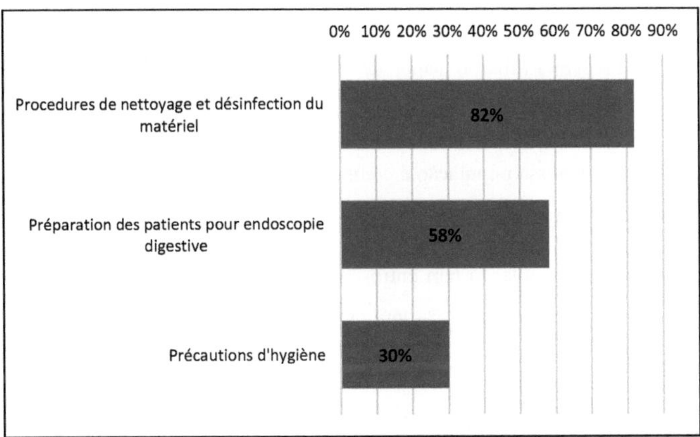

Figura 24: Distribuição de acordo com a necessidade de formação adicional em endoscopia digestiva

DISCUSSÃO

O estudo efectuado para avaliar o papel do enfermeiro na sala de endoscopia digestiva forneceu os seguintes dados.

Em termos de género, a nossa população é composta por 67% de mulheres e 33% de homens, com uma relação de género de 4,9.

Cerca de 25% da nossa população tem entre 20 e 30 anos, enquanto 8% tem entre 31 e 40 anos, 33% tem entre 41 e 50 anos, 25% tem entre 51 e 60 anos e 8% tem mais de 60 anos, com uma idade média de 43,3 anos.

Em termos de grau, 17% do nosso pessoal são enfermeiros, 50% são enfermeiros principais e 33% são enfermeiros principais.   .

Relativamente à antiguidade na profissão de enfermeiro, 8% são enfermeiros há menos de 2 anos, 17% entre 2 e 5 anos e 75% há mais de 5 anos.

Em termos de tempo de serviço no serviço atual, 25% dos nossos enfermeiros estão no serviço há menos de 2 anos, 33% de 2 a 5 anos e 42% há mais de 5 anos.

No que respeita à formação, 67% da nossa população indica ter recebido formação específica em endoscopia digestiva. Destes, 63% indicaram ter recebido uma formação de base.

Embora 30% dos enfermeiros não tenham dado qualquer resposta sobre a definição de endoscopia, apenas 30% deram uma definição correcta e 30% deram respostas erradas.

Estes dados mostram claramente a falta de conhecimento dos enfermeiros, muitos dos quais não sabem a definição de endoscopia, que é um procedimento de diagnóstico e terapêutica muito conhecido e difundido. De facto, endoscopia é um termo genérico que significa "olhar para dentro". Esta tecnologia tem vindo a desenvolver-se há mais de 150 anos, sendo que os primeiros endoscópios rígidos datam de 1852. No entanto, a verdadeira revolução ocorreu no início dos anos 70, com a utilização da fibra ótica e o aparecimento dos primeiros fibroscópios flexíveis, que melhoraram consideravelmente o desempenho técnico e o conforto em comparação com os antigos dispositivos rígidos.

Entre as definições mais relevantes de endoscopia digestiva encontra-se a que consta do VIDAL 2023, que refere que a endoscopia digestiva, que pode ser designada por fibroscopia digestiva. Trata-se de um exame médico imagiológico destinado a visualizar e explorar o revestimento interno do tubo digestivo através de um cabo flexível introduzido pela boca ou pelo ânus. Este cabo está equipado com um sistema de iluminação e uma câmara de vídeo miniaturizada. Este exame, efectuado para fins de diagnóstico ou terapêuticos, requer geralmente uma anestesia geral ligeira e uma curta estadia no hospital. Existem dois tipos de endoscopia digestiva: a endoscopia digestiva alta e a endoscopia digestiva baixa (ou colonoscopia).

No entanto, existem 2 tipos de endoscópios: os fibroscópios e os endoscópios electrónicos ou videoendoscópios (visão axial e lateral).

Relativamente aos diferentes tipos de endoscopia, foram dadas várias respostas. A fibroscopia foi referida por 98% dos enfermeiros, a colonoscopia por 80%, a retoscopia por 75% e a gastroscopia por 20%.

As principais indicações para a endoscopia digestiva alta. Foram mencionadas várias indicações. O diagnóstico e acompanhamento das úlceras pépticas e o diagnóstico e acompanhamento da hemorragia foram referidos por 92% dos nossos enfermeiros. O diagnóstico e o acompanhamento do refluxo gastro-esofágico foram referidos por 83%. No entanto, o diagnóstico e acompanhamento do cancro foi referido por 75% e o diagnóstico e acompanhamento das lesões do esófago por 67%. O diagnóstico e o acompanhamento da disfagia foram referidos por 67%.

Quando questionados sobre as principais indicações para a realização de endoscopia gastrointestinal baixa, 75% referiram a hemorragia gastrointestinal baixa (hemorragia rectal, melena), 83% referiram o rastreio de factores de risco para tumores benignos do cólon (pólipos, adenomas), 67% referiram o rastreio de factores de risco para tumores malignos do cólon (cancro do cólon), enquanto 75% referiram o rastreio de doença inflamatória intestinal (doença de Crohn, retocolite hemorrágica).

Estes dados recolhidos junto dos enfermeiros que trabalham nas salas de endoscopia revelam uma falta de conhecimento por parte destes prestadores de cuidados. Com efeito, vários documentos indicam que a endoscopia digestiva alta, que permite visualizar o esófago, o estômago e o início do intestino delgado; [1.2.5]

A colonoscopia, ou endoscopia digestiva baixa, permite visualizar o cólon (intestino grosso) e o reto, bem como a extremidade do intestino delgado. [**1.2.5**]

A endoscopia digestiva alta explora o trato digestivo superior até ao 2° ou 3° duodeno. Trata-se de um exame de rotina e é efectuado como tratamento de primeira linha para qualquer sintoma ou patologia que exija a exploração do tubo digestivo superior: perturbações dispépticas, dor abdominal, hemorragia digestiva (hematémese ou melena), disfagia. No entanto, existem várias contra-indicações para a endoscopia digestiva alta, tais como: perfurações digestivas, estômagos cheios: risco de pneumopatia por inalação, introdução difícil ou mesmo perigosa do fibroscópio em caso de divertículo faringoesofágico, insuficiência cardíaca ou respiratória descompensada, choque, perturbações da consciência num doente não intubado[**2.4.5**].

Existem vários tipos de endoscopia digestiva baixa, como as anuscopias, que exploram o ânus, o canal anal e o reto inferior. A anoscopia faz parte do exame proctológico e não requer qualquer preparação do doente. As principais indicações para as anuscopias são o corrimento rectal, a síndrome rectal, a obstipação grave, a incontinência anal e a dor anal. [**5**]

Para além da anoscopia, a retoscopia é utilizada para visualizar o reto. Está indicada em casos de obstipação, sobretudo recente, diarreia resistente ao tratamento habitual, corrimento rectal, proctalgia, síndrome rectal, dor pélvica e dor na zona foscial esquerda, caquexia ou anemia grave e corrimento com ou sem sangue, exceto durante a defecação.

O objetivo da colonoscopia é a visualização do cólon. Está indicada para o rastreio de pólipos e de cancro em indivíduos de risco, com antecedentes de doença inflamatória intestinal, antecedentes familiares de polipose familiar, antecedentes familiares de pólipos ou de cancro do cólon (a partir dos 45 anos) e quaisquer sintomas persistentes do cólon, especialmente após os 50 anos, e perturbações do trânsito intestinal: diarreia, obstipação ou alternância de diarreia e obstipação [**5**].

A colonoscopia está também indicada em caso de dor abdominal, diarreia crónica e corrimento rectal, mesmo que exista patologia hemorroidária associada, e para a avaliação da anemia por deficiência de ferro[**5**].

Quanto aos principais riscos que podem surgir durante uma endoscopia digestiva, foram referidos vários. São eles a hemorragia digestiva referida por 50% dos enfermeiros, a perfuração da parede digestiva referida por 75%, a infeção referida por 33%, os problemas respiratórios referidos por 8% e os problemas cardiovasculares referidos por 33%.

Embora um número aceitável de enfermeiros tenha referido alguns riscos atribuídos à endoscopia, verificou-se um grande desconhecimento por parte de um grande número deles relativamente aos riscos a que os doentes estão expostos durante a endoscopia. De facto, vários documentos referem que existem vários riscos que podem ser provocados pela endoscopia. Estes riscos podem ser divididos em três categorias principais: riscos infecciosos, ameaças à segurança do pessoal e riscos ambientais[6].

Os riscos infecciosos podem provir de uma fonte exógena, ou seja, do ambiente imediato do doente (por exemplo, a utilização de salas de endoscopia polivalentes para broncoscopias e colonoscopias sem pressão negativa e o número de renovações de ar necessárias nas salas de recuperação utilizadas por clientes inconscientemente colonizados[6]).

O risco infecioso pode ser gerado por uma falha no processo de reprocessamento ou no manuseamento de endoscópios e acessórios (falha na desinfeção de alto nível ou na esterilização de endoscópios devido ao não cumprimento do procedimento de limpeza, ou endoscópios contaminados após armazenamento húmido) [6].

Os riscos infecciosos podem também provir de uma fonte endógena ligada à situação clínica do doente (estado de saúde) e ao tipo de procedimento efectuado pelo médico (por exemplo, flora endógena e micróbios exógenos)[6].

No que diz respeito ao pessoal, os riscos infecciosos provêm geralmente de uma fonte exógena, quer através do contacto com o ambiente imediato (salas polivalentes utilizadas para broncoscopias sem pressão negativa, número de renovações de ar necessárias e actividades relacionadas com o reprocessamento de endoscópios e acessórios realizadas em instalações que não são seguras), quer através do contacto com um doente e da contaminação do ar (doente com tuberculose)[6].

Do mesmo modo, a endoscopia pode expor tanto o prestador de cuidados como o doente a um risco acrescido de exposição a sangue e outros fluidos biológicos através de picadas, cortes ou salpicos nas membranas mucosas; o risco potencial está ligado à presença de vírus transmitidos pelo sangue (VIH, VHB, VHC) devido ao não cumprimento das medidas de proteção[6].

Outros riscos para os doentes incluem lesões físicas como quedas, falta de supervisão e de assistência na mobilização, desarrumação e derrames acidentais[6].

Quanto às actividades que os enfermeiros devem desenvolver na sala de endoscopia digestiva, 67% referiram participar na organização e coordenação das actividades de cuidados com toda a segurança e de acordo com o programa de trabalho; 58% referiram avaliar uma situação clínica para organizar a gestão dos cuidados com vista à endoscopia digestiva, bem como verificar a funcionalidade da plataforma técnica da endoscopia digestiva e a desinfeção dos equipamentos termossensíveis e avaliar os procedimentos. No entanto, 50% mencionaram a instrumentação da endoscopia digestiva, antecipando as necessidades e estando atentos aos riscos potenciais durante o procedimento; 40% mencionaram a participação na análise da qualidade dos cuidados e a melhoria das práticas profissionais na sala de endoscopia digestiva e 42% mencionaram a operacionalidade do parque de endoscópios e a gestão eficiente dos dispositivos médicos.

Os papéis dos enfermeiros de endoscopia podem ser diversos e variados, mas são geralmente comuns. Estão envolvidos no acolhimento e na informação dos doentes, bem como na sua preparação física e psicológica, domínios em que o próprio enfermeiro de endoscopia exerce o seu papel.

Têm o dever de explicar o exame e os seus riscos e de assegurar que os doentes os compreendem. São igualmente responsáveis por garantir o conforto e a segurança dos doentes, verificar os registos médicos e os pedidos de exames e de análises sanguíneas, certificar-se de que a preparação do cólon foi efectuada e de que os doentes estão em jejum e, se necessário, perfundi-los.

Relativamente aos procedimentos de limpeza e desinfeção dos endoscópios, 95% dos enfermeiros afirmaram estar familiarizados com os mesmos. No entanto, embora 100% tenham mencionado a limpeza, a desinfeção manual, o enxaguamento final e a secagem, 65% mencionaram a limpeza pré-desinfeção, 52% mencionaram o armazenamento e apenas 20% mencionaram o teste de estanquidade do endoscópio, que deve ser efectuado antes da limpeza, e a verificação do endoscópio após a desinfeção e antes do armazenamento.

Quando questionados sobre os procedimentos de enfermagem a efetuar antes de uma endoscopia digestiva, 75% citaram o acolhimento do doente, a sua instalação, a instalação do equipamento endoscópico e a verificação do seu bom funcionamento.

No que se refere aos procedimentos de enfermagem a efetuar durante a endoscopia digestiva, 75% mencionaram a ligação das aspirações das paredes e o controlo da sonda e do doente, enquanto 67% mencionaram a informação do médico sobre qualquer incidente e 58% a assistência ao médico.

Sobre os procedimentos de enfermagem a efetuar após a endoscopia digestiva. Foram referidos vários procedimentos. Estes incluem a arrumação do equipamento e a lavagem das mãos, referidos por 75% dos enfermeiros, a eliminação do equipamento sujo, referida por 67%, a reinstalação do doente, referida por 58%, a arrumação do equipamento, referida por 75%, e o rastreio dos cuidados, referido por 50%.

Estes dados mostram claramente que existe uma grande falta de sensibilização para o papel essencial do enfermeiro de endoscopia digestiva. As tarefas atribuídas aos enfermeiros de endoscopia podem ser diversas e variadas, mas são geralmente comuns a muitos centros de endoscopia.

Os enfermeiros desempenham um papel muito importante nas salas de endoscopia digestiva. Para além da instrumentação e da aplicação de tratamentos, os enfermeiros têm um papel muito importante a desempenhar no acolhimento dos doentes, na instalação, na limpeza, na desinfeção e na arrumação dos endoscópios.

O acolhimento, a informação e a preparação física e psicológica dos doentes são domínios em que os enfermeiros de endoscopia têm um papel a desempenhar. Estão envolvidos na explicação do exame e dos seus riscos, verificando se o doente o compreende. Asseguram o conforto e a segurança do doente, verificam o dossier médico e o pedido de exame, as análises sanguíneas, certificam-se de que a preparação do cólon foi efectuada e que o doente está em jejum, e procedem à infusão se necessário.

No entanto, a relação do enfermeiro com o doente é crucial. Depois de assegurar que o equipamento necessário está preparado e disponível para responder a todas as necessidades e contingências (escopia, bisturi elétrico, etc.), o enfermeiro de endoscopia assegura que o doente está correcta e adequadamente instalado (numa mesa de escopia ou maca, em decúbito dorsal ou lateral....).

A endoscopia sem anestesia geral é um exame doloroso para o doente. O enfermeiro de endoscopia desempenha um papel ativo para garantir que o procedimento endoscópico seja realizado corretamente, proporcionando um acolhimento adequado, respondendo a quaisquer perguntas, oferecendo uma mão amiga e sussurrando conselhos para ajudar o doente a enfrentar o exame. Dão a este procedimento invasivo um toque de humanidade, aquele pequeno ar de calor, contacto e apoio que o transforma de uma investigação científica desagradável em cuidados atentos.

No final do exame, o enfermeiro de endoscopia deve vigiar o doente e detetar eventuais complicações. O enfermeiro pode desempenhar outras funções, como a de prestar apoio psicológico ao doente após o anúncio de um diagnóstico doloroso. O enfermeiro pode ser solicitado a responder a várias questões que ainda se colocam após as explicações do médico e tenta tranquilizar o doente.

No que respeita às precauções gerais de higiene a observar pelos enfermeiros durante a sua participação na endoscopia digestiva, foram citadas várias precauções. O corte das unhas foi referido por 83% dos enfermeiros. A remoção de relógios e jóias, a manutenção das unhas curtas e o uso de batas de manga curta e de máscara foram referidos por 67% dos enfermeiros, assim como o uso de batas e luvas por 75%, de touca para o cabelo por 58% e de óculos por 42%.

Estes dados revelam igualmente uma falta de sensibilização dos enfermeiros para as precauções que devem tomar. A desinfeção e a higiene são também uma parte importante do trabalho de um enfermeiro de endoscopia.

A desinfeção dos endoscópios, das instalações e dos aparelhos de cirurgia é regida por numerosos regulamentos. O conhecimento e a aplicação exacta destes textos são essenciais. Na luta contra as infecções nosocomiais por parte das autoridades médicas e sanitárias, os enfermeiros são a primeira linha de defesa para evitar a contaminação, as complicações e a propagação de germes.

No que diz respeito às dificuldades, 83% dos enfermeiros indicaram ter encontrado dificuldades que influenciaram a qualidade dos cuidados de enfermagem prestados durante uma endoscopia digestiva. No entanto, foram mencionadas várias dificuldades, nomeadamente a sobrecarga de trabalho e a falta de pessoal, referidas por 90% dos enfermeiros, a falta de equipamento, referida por 70%, e a falta de formação, referida por 60%.

No entanto, 75% dos enfermeiros afirmaram necessitar de formação em procedimentos de manutenção de equipamento e materiais, referida por 82% deles, precauções de higiene referidas por 58% e preparação de doentes para endoscopia referida por

RECOMENDAÇÕES

O estudo que realizámos permitiu-nos identificar um certo número de ideias erradas sobre o papel do enfermeiro de endoscopia digestiva.

Tendo em conta todos estes mal-entendidos e a fim de contribuir para melhorar a qualidade do papel do enfermeiro, considerámos importante e útil propor as seguintes recomendações:

- Para a administração e os gestores dos serviços de gastrologia e das unidades ou salas de endoscopia digestiva.
    - Fornecer equipamento suficiente para esta prática importante, que é específica para o diagnóstico e tratamento de várias patologias digestivas.
    - Assegurar uma boa gestão dos recursos humanos e adotar uma boa organização, a fim de aliviar a carga e promover boas condições de trabalho.

- Para o pessoal de cuidados
    - Atualizar regularmente os seus conhecimentos teóricos e práticos de modo a poderem participar de forma segura e adequada nas actividades de endoscopia digestiva.

    - Participar ativamente em sessões de formação em serviço organizadas periodicamente para alargar os seus conhecimentos e consolidar as competências necessárias para prestar cuidados aos doentes na sala de endoscopia digestiva.

CONCLUSÃO

A endoscopia é uma disciplina médica em que os enfermeiros de endoscopia desempenham um papel importante nos cuidados prestados aos doentes antes, durante e após o exame, na desinfeção e manutenção do equipamento médico e na instrumentação endoscópica. Para tal, é necessário adquirir novas competências, mantê-las através da prática, conhecer e respeitar as diferentes regulamentações que regem a atividade e adaptar-se a um domínio profissional em constante evolução.

No entanto, o estudo que realizámos junto de uma amostra de enfermeiros que trabalham em vários serviços de gastrologia revelou um desconhecimento significativo sobre as várias actividades técnicas e relacionais que os enfermeiros devem desempenhar nas salas de endoscopia digestiva.

Para colmatar esta falta de conhecimentos e melhorar a qualidade dos serviços prestados, os enfermeiros de endoscopia, para além dos conhecimentos que adquiriram durante a sua formação nos institutos de enfermagem, devem adquirir regularmente novos conhecimentos e competências que lhes permitam desempenhar o seu papel de forma adequada, ativa e segura para a sua própria saúde e a saúde dos doentes.

BIBLIOGRAFIA

1. ENDOSCOPIA, FIBROSCOPIA E COLONOSCOPIA. VIDAL 2023.
    https://www.vidal.fr/sante/examens-tests-analyses-medicales/endoscopie-fibroscopie-
    coloscopie.html

2. De, patologia esófago-duodenal. "indicação diagnóstica para a endoscopia digestiva alta na
    patologia esófago-duodenal do adulto, excluindo a eco-endoscopia e a enteroscopia".
    (2001).https://www.has-sante.fr/upload/docs/application/pdf/endoscopdigrecos.pdf

3. LEVECQ, Romain. "Comparação de doses cumulativas de Propofol® durante
    colonoscopias no Hospital Universitário de Poitiers após dois modos de administração."
    (2022).https://www.chu-poitiers.fr/specialites/formation-infirmier-anesthesiste/wp-
    content/uploads/sites/49/2023/03/2022_LEVECQ-Romain.pdf

4. Systchenko, R., Denis Sautereau, e J. M. Canard. "Recomendações da Sociedade Francesa
    de Endoscopia Digestiva para a organização e funcionamento de uma plataforma técnica de
    endoscopia digestiva." *ActaEndoscopica* 43 (2013): 198-203.
    https://www.sfed.org/sites/www.sfed.org/files/2021-10/Plateautechnique_orgafnnt_0.pdf

5. M.BELKAHLA. Endoscopia digestiva diagnóstica. facmed-univ-oran.dz. https://facmed-
    univ-oran.dz/ressources/fichiers_produits/fichier_produit_3022.pdf

6. Departamento de Comunicação do Ministério da Saúde e dos Serviços Sociais. Unidade de
    Endoscopia. https://publications.msss.gouv.qc.ca/msss/fichiers/2015/15-610-03W.pdf

ANEXO

QUESTIONÁRIO

^{ème}Chamamo-nos .... e somos estudantes de enfermagem do 3º ano da Universidade Central. Gostaríamos que respondesse a este questionário, que elaborámos no âmbito do nosso projeto de fim de curso (PFE) intitulado :

"O PAPEL DO ENFERMEIRO NA SALA DE ENDOSCOPIA DIGESTIVA".

O objetivo deste questionário é puramente educativo e garantimos o seu anonimato. Muito obrigado pela vossa participação, que será, sem dúvida, de grande interesse para a realização deste projeto de fim de estudo.

1. Género :

☐ Homens

☐ Mulher

2. Idade :

☐ 20 a 30 anos

☐ 31 a 40 anos

☐ 41 a 50 anos

☐ 51 a 60 anos

☐ Mais de 60 anos

3. Grau

☐ Enfermeira

☐ Enfermeiro sénior

☐ Licenciatura em enfermagem

☐ Enfermeiro sénior

4. Antiguidade na profissão de enfermeiro

☐ Menos de 2 anos

☐ 2 a 5 anos

☐ Mais de 5 anos

5. Tempo de serviço no departamento atual

☐ Menos de 2 anos

☐ 2 a 5 anos

☐ Mais de 5 anos

6. Recebeu formação específica em endoscopia digestiva?

☐ Sim

☐ Não

7. Em caso afirmativo, que curso? Qual é a formação em causa?

☐ Formação de base

☐ Formação contínua

8. O que envolve a endoscopia digestiva?

....
....
....
....

9. Quais são os diferentes tipos de endoscopia digestiva?

....
....
....
....

10. Quais são as principais indicações para a endoscopia gastrointestinal alta?

☐ Diagnóstico e acompanhamento das úlceras pépticas

☐ Diagnóstico e acompanhamento do cancro,

☐ Diagnóstico e acompanhamento das lesões do esófago

☐ Diagnóstico e monitorização da doença de refluxo gastro-esofágico,

☐ Diagnóstico e acompanhamento da disfagia

☐ Diagnóstico e controlo da hemorragia digestiva.

☐ Outros: ....

11. Quais são as principais indicações para a endoscopia gastrointestinal baixa?

☐ Hemorragia digestiva baixa (hemorragia rectal, melena),

☐ Rastreio de factores de risco para tumores benignos do cólon (pólipos, adenomas)

☐ Rastreio dos factores de risco dos tumores malignos do cólon (cancro do cólon)

☐ Rastreio de doenças inflamatórias intestinais (doença de Crohn, retocolite hemorrágica).

☐ Outros: ....

12. Quais são os principais riscos que podem surgir durante uma endoscopia digestiva?

☐ Hemorragia digestiva,

☐ Perfuração da parede digestiva.

☐ Infeção

☐ Problemas respiratórios

☐ Doenças cardiovasculares

☐ Outros: ....

13. Que actividades desempenha na sala de endoscopia digestiva?

☐ Avaliação de uma situação clínica para organizar a gestão dos cuidados numa endoscopia digestiva;

☐ Verificação da funcionalidade da plataforma técnica endoscópica do trato digestivo;

☐ Participar na organização e coordenação das actividades de cuidados com toda a segurança e em conformidade com o programa de trabalho;

☐ Fornecer os instrumentos para a endoscopia digestiva, antecipando as necessidades e estando atento aos riscos potenciais durante o procedimento;

☐ Desinfetar o equipamento sensível ao calor e avaliar os procedimentos;

☐ Garantir a prontidão operacional da frota de endoscópios e a gestão eficiente dos dispositivos médicos;

☐ Participar na análise da qualidade dos cuidados e melhorar as práticas profissionais na sala de endoscopia digestiva;

☐ Outros: ....

14. Que procedimentos de enfermagem efectua antes de realizar uma endoscopia digestiva?

☐ Receção dos doentes

☐ Instalar o paciente

☐ Instalar o equipamento endoscópico e verificar o seu correto funcionamento

☐ Outros: ....

15. Que procedimentos de enfermagem são efectuados durante uma endoscopia digestiva?

☐ Assistir o médico

☐ Ligar as tomadas de parede.

☐ Monitorizar o âmbito de aplicação e o doente,

☐ Informar o médico de qualquer incidente

☐ Outros: ....

16. Que procedimentos de enfermagem são efectuados após uma endoscopia digestiva?

☐ Reinstalar o paciente.

☐ Arranjo do equipamento

☐ Eliminar os materiais contaminados.

☐ Lavar as mãos.

☐ Garantir a rastreabilidade dos cuidados

☐ Outros: ....

17. Que precauções gerais de higiene devem ser observadas quando se participa numa endoscopia digestiva?

☐ Manga curta

☐ Não usar relógios ou jóias nas mãos

☐ Unhas de corte curto

☐ Utilização de luvas

☐ Usar óculos

☐ Usar uma máscara

☐ Porto de charlotte

☐ Usar blusas sobrepostas

☐ Outros: ....

18. Desinfecta os endoscópios na sua sala de endoscopia digestiva?

☐ Sim

☐ Não

19. Em caso afirmativo. Que procedimentos de desinfeção de endoscópios utiliza na sua sala de endoscopia digestiva?

20. Se a desinfeção for estritamente manual. Quais são as etapas deste procedimento de desinfeção?

....

....

....

....

....

21. Se utilizar a desinfeção manual assistida. Quais são as etapas deste procedimento de desinfeção?

....

....

....

....

....

22. Se utilizar a desinfeção automática. Quais são as etapas deste procedimento de desinfeção?

....

....

....

....

....

23. Encontrou alguma dificuldade que afecte a qualidade dos cuidados de enfermagem prestados durante uma endoscopia digestiva?

☐ Sim

☐ Não

24. Em caso afirmativo, quais são as dificuldades?

☐ Falta de formação

☐ Sobrecarga de trabalho

☐ Falta de pessoal

☐ Falta de equipamento

☐ Outros: ....

25. Necessita de formação adicional em endoscopia digestiva?

☐ Sim

☐ Não

26. Em caso afirmativo, em que temas gostaria de receber formação?

....

....

....

....

....

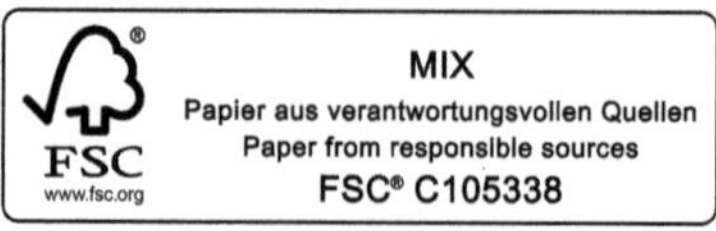

Printed by Books on Demand GmbH, Norderstedt / Germany